Coloration végétale et henné

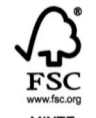

« La beauté du ciel est dans les étoiles, la beauté des femmes est dans leur chevelure. »

Proverbe italien

Introduction

Colorations naturelles, végétales, bio...

Faut-il oser le 100% naturel ? Peut-on oser le 100 % naturel ? Ma réponse est OUI sans hésitation !

Le bio est une tendance ? Un phénomène de mode ? Je ne crois pas. Une prise de conscience ? Je le souhaite. Sinon, nous serions inévitablement engloutis dans un processus de destruction massive.

Plus que jamais, il est temps de nous réveiller avant qu'il ne soit trop tard. En espérant que ce ne soit pas déjà le cas.

Nous sommes habitués à un marché de consommation peu soucieux du bien-être de l'humain et de la planète sur laquelle nous vivons. Mais quelle qualité de vie laisserons-nous à nos enfants et nos petits-enfants ?

Je ne peux croire que nous soyons sur un chemin irréversible. Je veux espérer en un avenir plus sain, à un retour à une existence plus propre, respectueuse de la nature et de l'être humain.

Une femme se colore les cheveux une dizaine de fois pas an dès l'apparition des premiers cheveux blancs. Souvent même avant, juste par coquetterie, pour le plaisir.

Ces colorations sont-elles inoffensives ? Loin de là !

Qu'elles soient fugaces ou permanentes, les colorations chimiques sont composées de nombreux ingrédients pouvant altérer notre environnement et notre santé.

La plupart des produits colorants contiennent :

- De l'**ammoniaque** pour ce qui est des colorations permanentes, dont le rôle est d'ouvrir les écailles du cheveu pour permettre aux pigments artificiels d'y pénétrer. À haute dose, il peut s'avérer dangereux ;

- De la **paraphénylènediamine** qui est un allergène pour la peau, pouvant provoquer de l'eczéma ;

- Du **PEG** ou **polyéthylène glycol**, un polymère nocif pour l'environnement et potentiellement dangereux pour notre système immunitaire ;

- Des **parabènes**, conservateurs hautement allergisants ;

- De la **résorcine**, un allergène et un perturbateur endocrinien agissant sur la thyroïde, susceptible d'endommager les reins et le foie ;

- Du **formaldéhyde**, cancérigène ;

- Du **p-aminophénol**, du **o-aminophénol**, de la **m-phénylène** qui sont des mutagènes ;

- De la **paraphénylènediamine**, un allergène pouvant causer de l'eczéma ;

- Des **toluènes** allergisants ;

- De l'**ethoxydiglycol**, toxique pour la reproduction ;

- Du **paraffinum liquidum**, de l'**amodimethicone**, de l'**oleth-20**, substances polluantes ;

- Du **tetrasodium EDTA** un allergène qui favorise l'exposition à d'autres molécules en les fixant.

Ces substances s'appliquent ou se font appliquer dans les salons de coiffure, à quelques centimètres du cerveau et de centres stratégiques nerveux. Ces produits chimiques qui sont reconnus comme des agents cancérigènes, perturbateurs du bon fonctionnement de l'organisme, sont malgré tout autorisés et acceptés comme s'il n'existait pas d'autre alternative.

Je veux tordre le cou à ces idées reçues et bien ancrées !

La coloration végétale composée uniquement de plantes et d'eau colore parfaitement les cheveux, même les blancs à 100 % tout en les fortifiant, en les rendant plus beaux, et ce, sans altérer notre santé et en préservant notre environnement.

Vous en doutez ? Ce guide pratique vous en fournira la preuve.

Qu'en est-il des colorations sans ammoniaque, dites naturelles ou bio, mais ne présentant aucune certification ?

Ces colorations sont effectivement allégées en produits chimiques, enrichies d'ingrédients naturels, mais malheureusement la plupart d'entre elles ne sont pas meilleures pour notre santé. En effet, si l'ammoniaque n'est pas présente, elle est souvent remplacée par de l'**éthanolamine** qui est moins agressive, mais qui reste malgré tout une substance irritante et allergisante

Certaines contiennent des mutagènes ou des produits toxiques ou potentiellement cancérigènes comme la **cocamide MEA**, le **tetrasodium EDTA**, l'**Oleth-20**, l'**éthoxydiglycol**, des **PEG**, etc.

De même, le **parabène**, conservateur bien connu, est souvent remplacé par le **méthylisothiazolinone** et le **phénoxyéthanol**. Le premier a des propriétés allergisantes très prononcées et est responsable de fortes irritations cutanées chez les consommateurs de produits cosmétique en contenant. Pour les personnes à la peau fragile, le méthylisothiazolinone peut provoquer de l'eczéma de contact, l'apparition de plaques rouges, de fortes démangeaisons... Quant au second, il présente des risques cancérigènes non négligeables et peut entraîner comme les perturbateurs endocriniens des troubles de la fertilité chez l'homme. Il est également nocif pour le sang et le foie.

Vous pouvez aisément en quelques clics analyser la composition de vos produits cosmétiques sur *leflacon.free.fr* par exemple. De nombreuses marques y sont également passées au crible et les composants y sont détaillés et notés en fonction de leur dangerosité.

La meilleure façon d'éviter ces conservateurs est de choisir des produits certifiés bio ou garantis 100 % naturels.

1

La coloration végétale, une nouveauté ?

1300 ans avant Jésus-Christ, le pharaon d'Égypte Ramsès II se colorait déjà les cheveux avec des substances naturelles telles que le henné, le sang de bœuf ou l'indigo.

Les Grecs et les Romains utilisaient également des noix, du sureau en plus de matière animale.

Au moyen-âge, le blond et le roux étaient très prisés, il était obtenu à partir de paille d'avoine, de fleurs de genêt ou de safran. Pour les cheveux noirs était utilisée une décoction composée de noix de galle, de brou de noix, de rouille de fer et de l'alun cuits dans du vinaigre.

Le blond vénitien si cher à la renaissance était obtenu en se couvrant la chevelure de miel, d'alun et de soufre suivi d'une exposition au soleil.

C'est au XIX ème siècle que sont découverts l'eau oxygénée, comment isoler un colorant de synthèse et la phénylènediamine.

2

Qu'est-ce que la coloration végétale

La coloration végétale consiste à teindre les cheveux à l'aide de produits naturels, c'est-à-dire composés à 100 % de produits naturels, des extraits végétaux contenant des pigments qui colorent et protègent le cheveu mélangés à de l'eau.

Ils ne contiennent donc aucun produit chimique ou allergisant, aucun ingrédient néfaste pour notre organisme ou l'environnement. Ils sont constitués de végétaux et de minéraux dont les pigments possèdent un fort pouvoir colorant, comme par exemple le brou de noix, l'indigo, le paprika, la cannelle, etc., et bien sûr le henné. Le henné intervient dans quasiment toutes les colorations végétales.

Le henné n'a pas forcément bonne réputation. À tort ! Le henné soigne les cheveux en agissant sur la fibre capillaire qu'il enveloppe et fortifie. Il redonne de la consistance et de l'éclat en déposant une gaine protectrice sur le cheveu soumis chaque jour à rude épreuve. Soleil, chlore de la piscine, pollution, etc. les fragilisent et les rendent ternes et mous. Il a également une action rééquilibrante. En effet, un masque au henné posé sur des cheveux secs va permettre de les rendre moins cassants et plus brillants. Appliqué sur cheveux gras, il va réguler la production de sébum et prévenir leur chute. C'est aussi un excellent antipelliculaire grâce à ses propriétés antifongiques, apaisant le cuir chevelu et l'assainissant. S'il est associé à l'huile essentielle de lavande, par exemple, il s'avère très efficace contre les poux.

3

Différences entre coloration chimique et coloration végétale

La coloration chimique

La coloration chimique modifie la structure du cheveu, les rendant poreux, terne et cassants, souvent suivies de périodes où leur chute est plus ou moins importante.

La couleur obtenue s'éclaircit avec le soleil.

Cette coloration ouvre les écailles et vient remplacer la mélanine naturelle par des pigments artificiels par une action chimique à l'intérieur du cheveu. Plus d'une vingtaine de composants sont reconnus comme potentiellement dangereux pour l'organisme !

Son seul avantage est de pouvoir foncer et éclaircir sans limite les cheveux quelle que soit leur couleur de base, et ce dans un laps de temps assez court.

La coloration végétale

La coloration végétale dépose les pigments en surface du cheveu sans ouvrir les écailles, sans oxydation, sans modification de la mélanine. Elle agit comme une lasure sur le bois, un voile sur le cheveu en venant les gainer tout en le renforçant. Elle apporte de la brillance, ne décolore pas au soleil et l'effet racine est moins visible.

Le résultat est l'addition des pigments végétaux et de la couleur naturelle du cheveu.

La coloration végétale ne peut que légèrement éclaircir en choisissant certains produits naturels comme du miel et du citron ajouté à certaines plantes tinctoriales comme la camomille ou le rhapontic. Son application ou en tout cas les temps de pose sont plus longs pour obtenir l'effet escompté.

4

Stop aux idées reçues !

Il existe tellement de rumeurs sur le henné qu'il n'est pas évident de franchir le pas et d'adopter une coloration pourtant tellement plus saine que les produits chimiques.

Les colorations végétales provoquent des allergies de par la présence de henné dans leur composition
FAUX

Il est toujours conseillé d'effectuer un test en appliquant un peu de mélange colorant au creux du bras ou derrière l'oreille 48 heures avant de l'utiliser. Si aucune rougeur, démangeaison ou manifestation indésirable n'apparaissent, vous pouvez l'utiliser sans crainte. Toute personne peu malgré tout être sensible à un des composants aussi inoffensif soit-il. Certains sont allergiques aux crustacés, aux fraises, au pollen, aux poils de chats, etc. Le henné ou une plante utilisée peut l'être pour vous. Le henné a souvent été pointé du doigt, notamment en ce qui concerne ces petits tatouages réalisés durant les vacances. Le henné seul donne une couleur orange, pour le rendre noir, il faut lui ajouter de la poudre d'indigo. Il faut savoir que certains fabricant remplacent ce produit naturel par un produit de synthèse bon marché, dérivé du benzène, hautement allergène cité plus tôt : la phénylènediamine ou PPD. PPD que l'on retrouve notamment dans les colorations chimiques.

Il est important de bien vérifier dans la composition de votre coloration naturelle l'absence de PPD. Si vous fabriquez votre mélange, choisissez toujours un henné et des poudres tinctoriales de qualité, pures et sans additif.

On ne peut pas faire de coloration contenant du henné après une coloration chimique
FAUX

On conseillera suivant les cas de laisser « reposer » le cheveu durant 4 à 6 semaines avant une coloration végétale, car celui-ci a été agressé. Une préparation est préférable afin d'éliminer les pigments artificiels et d'assurer un résultat parfait en rendant au cheveu son bon état de santé.

Pour éviter les surprises désagréables, un test doit être effectué sur des cheveux accrochés à la brosse par exemple ou sur une mèche cachée, d'autant plus si les cheveux ont été fortement décolorés ou soumis à des traitements chimiques répétés.

On ne peut pas faire de coloration chimique après une coloration végétale

FAUX

Si vous n'êtes pas convaincu par la coloration végétale après l'avoir essayée, ce dont je doute, rien ne vous empêche de retourner au chimique si vous le souhaitez. Une coloration au henné est tout à fait compatible avec une coloration chimique à condition de bien choisir son henné. Il ne doit pas contenir de pas de sels métalliques. Ceux-ci ajoutés à certains hennés ont des effets désastreux une fois en présence des activateurs contenus dans les colorations chimiques. Les sels métalliques réagissent avec l'activateur, provoquant une augmentation de température entraînant une cassure du cheveu. Il faut toujours choisir un henné pur et sans additif. Il doit être stipulé qu'il ne contient pas de **sels métalliques** ou vérifier l'absence de **picramate de sodium** dans sa composition.

Il est possible qu'après de nombreuses colorations végétales contenant du henné, les pigments chimiques pénètrent plus difficilement au cœur du cheveu puisque celui-ci est renforcé et protégé des agressions extérieures.

La coloration végétale rend les cheveux orange

FAUX.

Avec du henné seul (lawsonia insermis), plus votre base est claire, plus vous obtiendrez effectivement une couleur orangée. La palette de couleurs s'étend de l'orange sur des cheveux blancs jusqu'au reflet auburn sur cheveux noirs. Combiné avec des poudres tinctoriales les variations de couleurs s'étendent à l'infini, offrant des reflets et des teintes d'une grande richesse, du blond au noir bleuté.

Le henné, et donc les colorations végétales en général ne couvrent pas les cheveux blancs

FAUX

Les cheveux blancs ne se colorent pas de la même façon que les autres puisque les pigments naturels viennent s'ajouter aux pigments déjà existants comme une superposition de couleur. Il est possible que les blancs apparaissent plus clairs que les autres. Il est parfois nécessaire d'effectuer l'application en deux temps. Un mélange bien équilibré couvrira parfaitement les cheveux blancs et la coloration durera au moins cinq semaines si elle est bien entretenue.

Le henné et donc les colorations végétales sont irréversibles

FAUX

Si votre nouvelle couleur ne vous plaît pas, une nouvelle application peut tout à fait rectifier le tir en utilisant les lois de la colorimétrie. Il est également tout à fait possible de l'éliminer de façon très naturelle grâce à des masques d'argile et de noix de coco qui la feront dégorger efficacement, mais en douceur.

La coloration végétale coûte plus cher qu'une coloration chimique

FAUX

Une coloration végétale « toute prête » liquide ne coûte pas plus cher qu'une coloration chimique de marque. Les poudres tinctoriales de qualité se vendent à des prix plus qu'abordables, de même que les mélanges secs proposés pour les différentes teintes.

Les salons de coiffure proposant des colorations 100 % végétales sont rares, en général, la prestation en salon coûte effectivement un peu plus cher, car elle demande davantage de manipulation (parfois plusieurs applications) donc plus de rinçage et un temps de pose plus long.

Le henné et donc les colorations végétales en général assèchent le cheveu

FAUX

Le henné peut assécher les cheveux s'ils ont déjà une tendance sèche, puisque cette plante est astringente et a tendance à absorber le sébum. Si vous avez un cheveu à tendance grasse nécessitant de fréquents lavages, la coloration végétale vous permettra d'espacer deux shampoings. Si au contraire, vos cheveux sont déjà secs d'emblée, vous pouvez ajouter à la pâte une cuillère à soupe d'huile, de miel, ou d'après-shampoing juste avant l'application.

Les colorations végétales demandent plusieurs heures de temps de pose

FAUX

Pour une simple coloration, une demi-heure peut déjà suffire. Plusieurs heures permettent d'intensifier les reflets et de l'assombrir ou également pour procéder à une revitalisation plus profonde. Le temps de pose peut être réduit avec un apport de chaleur. Par exemple, un temps de pose supérieur à deux heures pour l'indigo est totalement inutile, après ce délai, ses pigments ne se développeront plus.

5

Plantes utilisées dans les colorations végétales

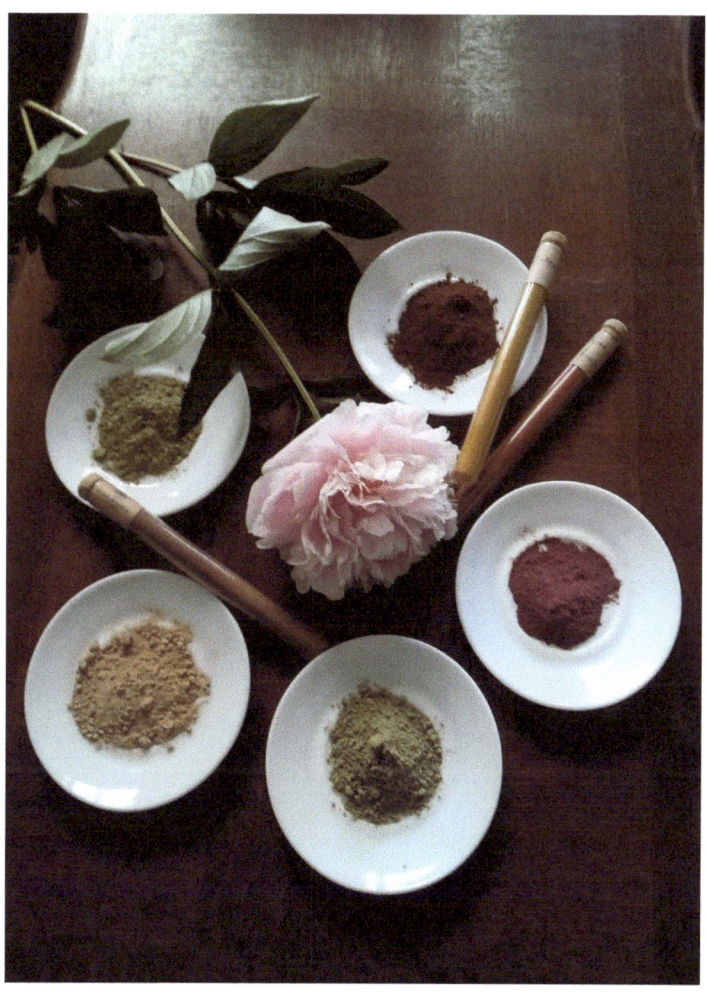

À titre indicatif, vous trouverez entre parenthèses le nom latin ou anglais de la plante tel qu'il apparaît dans la liste INCI de votre produit. Vous aurez ainsi la certitude de la présence unique d'ingrédients naturels. La liste INCI (International Nomenclature for Cosmetic Ingredients) doit impérativement apparaître sur les emballages des produits de beauté d'après une obligation légale de la Directive européenne cosmétique. Elle reprend l'ensemble des ingrédients contenus dans une formule cosmétique.

Henné

Henné neutre, naturel, blond, noir... Clarifions la situation.

- **Le henné neutre (*Cassia obovata*, *Cassica italica* ou *Senna italica*)** est issu d'une plante poussant dans les régions semi-arides subtropicales, en Afrique subéquatoriale, en Inde et dans la péninsule Arabique.
  C'est un buisson à fleurs jaunes. Pour obtenir le henné neutre, les feuilles sont séchées puis réduites en poudre.
  Il ne contient pas de pigment colorant, il est surtout utilisé dans des soins en vue de renforcer les cheveux et de les rendre plus brillants. Il les gaine, les protège, renforce les

racines, et leur donne du volume tout comme le henné naturel. Il entre également dans des mélanges colorants, car il permettra une meilleure adhérence des pigments colorants.
Le henné neutre se présente sous la forme d'une poudre vert clair.

- **Le henné naturel** (*Lawsonia inermis*) provient d'un petit arbuste ramifié à feuilles caduques qui est cultivé dans tout le Moyen-Orient et en Afrique du Nord.
Suivant son pays d'origine, cette plante offre une coloration allant du cuivré à l'auburn, de clair à plus foncé. Exemple de henné naturel : le henné d'Égypte, du Rajasthan, du Yémen, du Maroc, etc.
Le henné naturel se présente sous la forme d'une poudre vert kaki très claire, ressemblant à s'y méprendre au henné neutre. Son odeur est celle de l'herbe séchée. Une fois humidifié, il vous rappellera très fortement celle des épinards. Il est utilisé pour la coloration des cheveux, mais aussi combiné à d'autres plantes tinctoriales pour la confection de tatouages.

- On peut trouver dans le commerce des **hennés blond, châtain, brun, noir**, etc.
Ce sont des mélanges composés de henné neutre ou naturel avec des poudres tinctoriales comme la cannelle, la rhubarbe, le brou de noix, la feuille d'indigotier, la camomille, le café... qui permettent d'obtenir une palette de couleurs qui pourra encore être personnalisée.

Remarque : certains hennés sont qualifiés de **henné BAQ**.

BAQ signifie Body Art Quality, donc de qualité cosmétique. Ils sont tamisés plusieurs fois, sont donc très fins et donnent une pâte qui adhère bien. Ils colorent davantage de par leur finesse, faciles à poser et à rincer. Il est également souvent utilisé pour le Body Art et les tatouages.

Les plantes tinctoriales

De nombreuses plantes sont connues depuis très longtemps pour leur haut pouvoir colorant. Réduites en poudre, elles peuvent être ajoutées directement au henné, utilisées en infusion qui servira à mouiller le henné, ou encore en masque ou en rinçage.

La quantité de poudre utilisée permettra des variations de teintes, de même que le PH du mélange. Vous pouvez à loisir créer vos propres combinaisons et vous offrir des teintes personnalisées.

Les tons blonds, dorés ou cuivrés

- **La camomille matricaire** (*Matricaria chamomilla*) pour obtenir ou intensifier les reflets blonds

- **La verge d'or** (*Solidago virgaurea*) pour accentuer la blondeur et la raviver.

- **La rhubarbe de Chine (*Rheum palmateum*)** possède les mêmes propriétés que la verge d'or. Son odeur est relativement puissante. Attention, cette plante peut être irritante pour les cuirs chevelus sensibles.

- **Le rhapontic** (*Rheum rhaponticum*) est une variété de rhubarbe, elle donne de beaux reflets dorés et miellés. Elle est souvent utilisée dans les mélanges éclaircissants.

- **La fleur de souci** (*Calendula officinalis*) réduite en poudre permet d'obtenir de jolis reflets blonds encore accentués en synergie avec la camomille.

- **Le gingembre (*Zingiber officinale*)** renforce, ravive et entretient les reflets blonds. Il est également réputé pour favoriser la pousse des cheveux.

- **Le curcuma (*Curcuma domestica val*)** donne des reflets blonds lumineux aux cheveux clairs et châtains.

- **Le rocou (*Bixa orellana seed*)** apporte de belles nuances cuivrées.

- **La cannelle (*Cinnamomum verum bark*)** accentue les reflets roux. Attention, elle peut être irritante pour les cuirs chevelus sensibles. Elle est à utiliser en petites quantités.

Les tons rouges et violines

- **Le bois de campêche (*Haematoxylon campechianum*)** donne des reflets rouge-grenat foncé. Très colorante et d'odeur agréable, cette poudre à la particularité d'apporter des nuances différentes en fonction du PH de l'environnement dans lequel elle se trouve. En milieu basique, en ajoutant de la poudre d'alun par exemple, la teinte sera magenta. Mélangé à de l'alun et de l'ocre rose, elle sera rose intense.

- **Le kamala rouge** (*Mallotus philippinensis*) à utiliser pour obtenir une belle couleur rouge. De plus, il a la propriété de protéger la couleur grâce à un haut pouvoir antioxydant.
Remarque : Il ne faut pas l'utiliser en milieu acide !

- **L'hibiscus** (*Hibiscus sabdariffa*) a l'avantage de lutter contre le grisonnement précoce et la chute des cheveux. Cette plante stimule la pousse et prévient les pellicules. Elle permet d'obtenir des tons allant du rose au rouge en fonction de la quantité mélangée au henné.

- **La garance** (*Rubia tinctorum*) est idéale pour obtenir des tons allant du rouge à l'acajou suivant la couleur de départ.

- **Le bois de santal rouge** (*Santalum album*) possède les mêmes propriétés de colorimétriques que le bois de campêche.

- **Le quinquina rouge (*Cinchona succirubra pavon* ou *Cinchona pubescens vahl*)** outre le fait de stimuler le bulbe du cheveu favorisant sa pousse et le fortifiant, il apporte des reflets rouges à auburn chatoyants aux cheveux bruns et châtains.

- **Le paprika (*Capsicum annuum*)** produit des reflets roux à rouge clair.

- **L'orcanette (*Alkanna tinctoria*)** se présente sous la forme d'une poudre rouge assez nauséabonde. Elle doit être utilisée avec précaution. Elle ne doit pas être inhalée ! Suivant la quantité utilisée, elle apportera des teintes allant du rose au pourpre violacé.

- **Le sureau noir (*Sambucus nigra*)** apporte des reflets pourpres, couleur de la vigne, ou violets. Un ajout au mélange colorant de sel, de bicarbonate ou encore de vinaigre, favorisera la fixation de la couleur.

Les tons marron et bruns

- **L'indigo (*Indigofera tinctoria*)** renforce les nuances et fonce la couleur des cheveux en général. Combiné au henné naturel, il donne une teinte marron à noire sur les cheveux châtains suivant la quantité utilisée. Il ne faut pas l'appliquer pur sur les cheveux blancs sous peine de les rendre bleus ou verts ! L'indigo se révèle en milieu basique, n'ajoutez donc pas de citron ou une substance acidifiante à votre mélange contenant de l'indigo, mais plutôt du sel ou du bicarbonate de soude pour favoriser sa fixation. L'indigo ayant tendance à dégorger, il est conseillé d'utiliser du **sidr** (poudre lavante ayurvédique) pour les deux premiers shampoings afin d'éviter le dégorgement et de préserver au maximum la teinte.

- **Le brou de noix (*Junglans regia*)** apporte un ton doré sur les cheveux blonds et des reflets bruns pour les châtains. Il sert à foncer le mélange tout en rendant les cheveux doux et brillants.

- **Le bois de châtaignier (*Castanea sativa bark*)** en poudre ou en infusion donne des reflets châtains à bruns.

- **Le cacao (*Cocoa*)** apporte des reflets marron-chocolat.

- **L'écorce de grenade (*Punica granatum*)** associée au henné permet d'obtenir des tons marron à noirs suivant la quantité utilisée.

- **Le cachou (*Acacia catechu*)** donne du brun-chocolat.
- **La sauge** fonce les mélanges, de même que le **thé noir** et le **café**.

Plantes et produits naturels non colorants

Les formulations peuvent également contenir d'autres extraits végétaux dont le rôle est de protéger le cheveu, stimuler sa repousse, lui donner un aspect brillant ou encore apaiser le cuir chevelu. C'est le cas des plantes issues de la tradition médicale de l'Ayurvéda qui sont parfois incluses aux mélanges : amla, bringharaj, shikakai, brahmi, …

- **Huiles végétales** (jojoba, argan, olive…)
1 cuillère à café pour 100 grammes de mélange

- **Huiles essentielles** (orange douce, citron, lavande, ylang-ylang…)
2 gouttes. À éviter pour les femmes enceintes ou allaitantes.

- **Actifs cosmétiques** (phytokératine, protéines de riz ou de soie, vitamines E, aloe vera...)

  Respecter le dosage recommandé par le fournisseur.

- **Poudres de soin**

  De nombreuses poudres de soins ayurvédiques peuvent être ajoutées au mélange colorant. En voici quelques-unes :

  ➢ L'**amla** (***Emblica officinalis***) réduit la chute des cheveux, augmente la masse et le volume capillaire, stimule la croissance des cheveux et les rend plus résistants.

  ➢ Le **maka** (***Eclipta alba***) lutte contre les pellicules, l'alopécie, il rend les cheveux plus denses et accélère leur pousse.

  ➢ Le **brahmi** (***Bacopa monnieri***) aide à la pousse des cheveux, les rends plus épais, les fortifie, les rends doux et brillants. Il lutte contre l'apparition précoce des cheveux blancs, élimine les pellicules et améliore l'état du cuir chevelu. Tout comme l'amla et le maka, il aurait tendance à foncer les mélanges colorants.

➢ Le **neem** (***Azadirachta indica leaves***) est antipelliculaire et a une action apaisante pour aider à soulager les démangeaisons du cuir chevelu.

6

Préparation à la coloration végétale

Vous êtes un(e) adepte des colorations chimiques depuis de nombreuses années, vos cheveux sont gorgés de pigments synthétiques, surchargés. Une cure détox s'impose. De même les soins au silicone, les sprays et les shampoings remplis de tensio-actifs peuvent gêner voire même rendre impossible la prise des pigments végétaux.

Avant toute chose, analysez les composants de vos produits capillaires (shampoings, après-shampoings, masques, fixants, etc.) et bannissez de votre salle de bains ceux qui contiennent :

- Des **Tensio-actifs**
  Ils sont décapants, allergisants et irritants. Ils assèchent les cheveux et les rendent cassants. Vous les reconnaîtrez facilement, ils comportent dans leur nom Lauryl et Laureth Sulfate. Exemples : **Sodium Laureth Sulfate, Ammonium Lauryl Sulfate**, etc.

- Des **Silicones**
  En apparence, les silicones rendent les cheveux lisses et brillants, en fait on pourrait les comparer à une couche de plastique qui viendrait recouvrir le cheveu et étouffer la fibre capillaire. Leur nom se termine souvent par **-icone**, **-iconol**, **-siloxane**. Par exemple : le **Dimethicone , phényl trimethicone, cyclopentasiloxane**, etc.

- Des **Ammonium Quaternaires** et des **PEG**
  Ceux-ci sont souvent présents dans les produits se vantant être sans silicone. Leur effet est quasiment identique tant sur l'aspect donné aux cheveux que sur l'effet néfaste sur celui-ci. Ce sont les **Polypropylene glycol** (**PPG**), **Polyéthylène Glycol (PEG)**, la **Cellulose**, les **Cross polymer** et les **Quaternium** suivis de chiffres.

- Les conservateurs du type **Parabènes** et dérivés, le **Phenoxyethanol** et le **Méthilisothiazolinone** qui sont des perturbateurs endocriniens jouant un rôle négatif sur la fertilité et potentiellement cancérigènes.

Quitte à adopter la coloration végétale pour faire du bien à ses cheveux et à son corps en général, autant le faire totalement. Sans compter que les détergents puissants altéreront votre nouvelle couleur, et que les silicones et remplaçants empêcheront les pigments naturels d'adhérer aux cheveux.

Si vos cheveux ont déjà été colorés, permanentés ou méchés, il vaut mieux attendre au moins quatre ou cinq semaines avant de vous lancer, ce laps de temps habituel entre deux colorations traditionnelles vous permettra d'éviter les réactions indésirables et les surprises désagréables. N'oubliez pas le test d'allergie d'une part 48 h avant la coloration ainsi que la mèche test.

Il est hautement conseillé avant d'appliquer une coloration végétale d'offrir à sa chevelure, et ce à plusieurs reprises, des masques d'argile ou de ghassoul, appelé aussi rhassoul, durant 20 minutes afin d'absorber les résidus de produits chimiques. Différentes marques de coloration naturelle proposent également des masques prêts à l'emploi conçus à cet effet. Cette étape permet de garantir l'application dans les meilleures conditions assurant ainsi la perfection du résultat. La partie des cheveux qui a été oxydée prend de manière beaucoup plus intense la couleur et donc, au fur et à mesure de la pousse, vous risquez donc de vous retrouver avec une couleur différente entre les racines et les longueurs.

Une autre manière de détoxiquer vos cheveux consiste à utiliser un mélange composé de miel (bio de préférence, car il ne présente pas de sucre ajouté) et de jus de citron dans un rapport 2/1. Le miel permet de nettoyer et d'hydrater vos cheveux.

Appliquez-le avant votre shampoing et laissez poser une heure au moins.

Si vos cheveux n'ont jamais été colorés de manière chimique, mais que vos produits capillaires contiennent des composés chimiques et surtout des silicones, les masques détoxifiants sont aussi les bienvenus afin de favoriser la prise des pigments.

En résumé :

Avant la coloration végétale, attendez au moins quatre ou cinq semaines.

Réalisez de préférence plusieurs masques détox.

Faites un test d'allergie

Réalisez une mèche test afin de vous assurer du ton souhaité.

Bannissez les sulfates et les silicones.

7

Quelle coloration végétale choisir ?

Crèmes colorantes ? Poudres ?
Une question de goûts…

Les crèmes sont prêtes à l'emploi, mais elles offrent moins de flexibilité pour nuancer les teintes. Elles contiennent déjà des agents texturisants, hydratants, des soins, etc. Elles sont cependant plus onéreuses.

Les poudres apportent davantage de texture. Elles demandent un peu plus de préparation, mais permettent une composition plus personnalisée tant d'un point de vue de la couleur que des soins.

Que votre choix se porte sur l'un ou l'autre, assurez-vous que votre coloration soit **100 % naturelle**, **certifiée bio** ou à base de produits certifiés bio, dépourvue de **métaux lourd** et de **picramate de sodium**. Si vous voulez être certain qu'une coloration ne contient pas de substance toxique, mieux vaut la choisir portant un label de certification tel que BDIH, COSMEBIO, ECOCERT, etc… Ces labels garantissent que la liste des ingrédients INCI est exhaustive et que les poudres de végétaux sont obtenues selon des modes de production et de transformation qui excluent au maximum les substances nocives pour la santé (pesticides, conservateurs, additifs de synthèse,...).

Pour choisir votre couleur, vous pouvez vous fier aux nuanciers proposés par les différentes marques en tenant toujours compte du fait que cette couleur viendra se superposer à la vôtre. Vous ne pourrez jamais éclaircir une chevelure de plusieurs tons.

Si vous débutez, choisissez un henné blond, châtain, auburn, prune, brun... suivant la couleur souhaitée, tout comme vous l'auriez fait avec une coloration chimique. Au fur et à mesure, vous pourrez personnaliser votre mélange. Ces hennés de couleur, rappelez-vous, sont en fait composés de henné bien sûr, neutre ou naturel, et de plantes tinctoriales.

Pour exemple, le **henné blond** est généralement constitué de henné neutre, de camomille et de racines de rhapontic ou de rhubarbe. Il vous donne déjà une bonne base. À vous d'ajouter par la suite plus ou moins de plantes colorantes afin de prononcer davantage tel ou tel reflet. Il est idéal pour les cheveux blonds et châtain clair auxquels il apportera des reflets dorés. Il colorera les cheveux blancs en un blond soleil donnant un effet méché très naturel.

Pour obtenir des reflets plus intenses, cuivrés ou miellés, vous pouvez ajouter jusqu'à hauteur de 50% de rhapontic, de henné du Rhajastan ou d'Égypte.

Le **henné châtain** est adapté pour les cheveux châtains et blonds.

Le **henné châtain foncé, brun, noir...** donnera effectivement cette couleur sur cheveux foncés. Fiez-vous aux nuanciers de la marque, en effet chacune d'entre elles propose une formule différente de mélange de nombreuses plantes.

L'application d'un henné naturel au préalable afin de colorer parfaitement les cheveux blancs ou clairs sera peut-être nécessaire pour ces tons.

8

Préparation de la coloration végétale

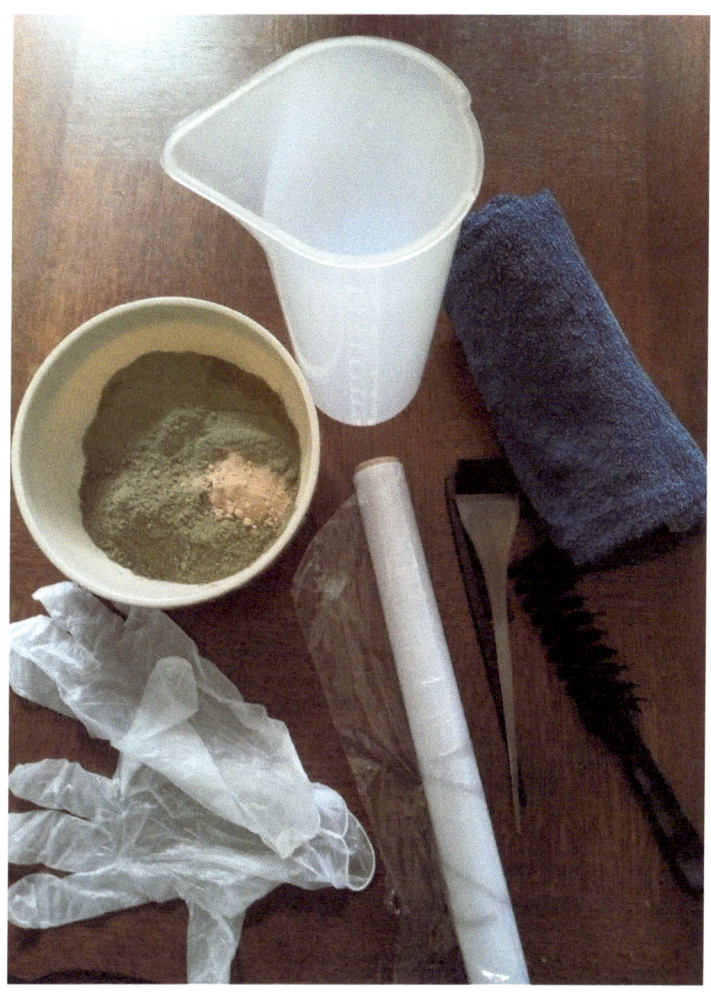

Vous souhaitez composer votre propre coloration à partir de plantes tinctoriales ? Rien de plus simple !

Quelques précautions d'usage :

Les poudres sont pulvérulentes, ne les utilisez pas près d'une source de ventilation. Évitez le contact avec les yeux et la bouche et tenez-les hors de portée des enfants.

N'utilisez pas de récipient ou d'ustensiles métalliques.

Quantités requises suivant la longueur des cheveux :

Uniquement pour les racines : 30 à 50 grammes
Cheveux courts : 60 à 100 grammes
Cheveux mi-longs : 120 à 150 grammes
Cheveux longs : 200 grammes et plus

Que mettre dans son mélange ?

- La quantité de poudre colorante souhaitée ;
- Une dizaine de grammes de poudre de soin ayurvédique ;
- Environ 300 ml d'eau chaude (50 degré environ) pour 100 grammes de mélange sec ;
- 1 cuillère à soupe d'après-shampoing sans silicone.

Mélangez pour une préparation homogène et sans grumeau, de texture facilement applicable au pinceau.

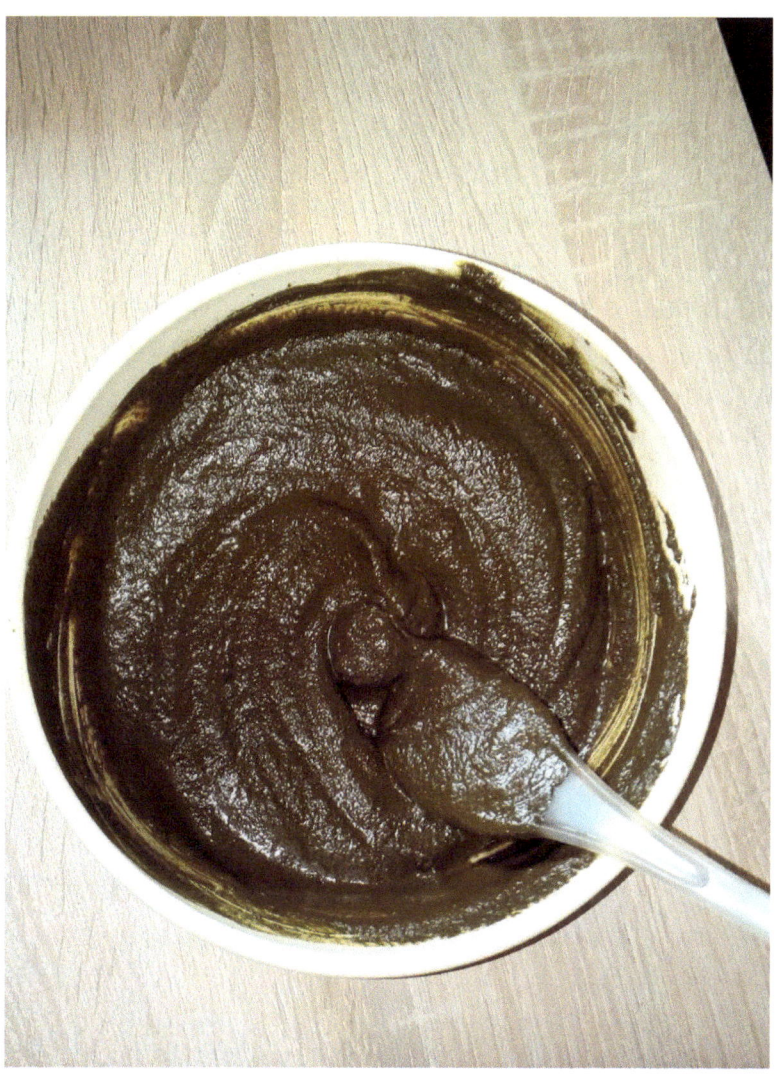

Vous pouvez troquer l'après-shampoing par un ou plusieurs ingrédients proposés dans le chapitre 5.

Si vos cheveux sont secs, vous pouvez remplacer l'après shampoing par la même quantité d'huile végétale telle que de ricin, d'avocat ou d'argan. S'ils sont gras, préférez l'huile de jojoba qui contribuera à réguler le sébum.

N'ajoutez pas plus d'huile au risque d'une moins bonne prise de la couleur.

Si vous le souhaitez, vous pouvez également ajouter deux ou trois gouttes d'huile essentielle de cèdre de l'atlas, de sauge sclarée (elle fonce un peu le mélange), d'ylang-ylang, de nard de l'Himalaya, de lavande (équilibrante) ou encore de citron par exemple qui en plus parfumeront agréablement votre préparation.

Il est parfois utile d'ajouter un peu de bicarbonate de soude ou de sel pour rendre le milieu plus basique, notamment pour favoriser la prise de l'indigo ou du sureau noir, ou pour faire varier des reflets.

Ceux-ci peuvent être différents suivant l'acidité.
Bois de campêche	Rouge grenat
Avec du sel	Rose mauve
Avec de l'alun	Violet-bleu

Quelques exemples de mélanges pour obtenir le ton de vos rêves :

Vous avez des cheveux blancs et vous souhaitez un obtenir un blond clair :

Mélangez 30 grammes de henné neutre, 10 grammes de henné naturel, 20 grammes de brou de noix, 20 grammes de camomille (infusion), 40 grammes de rhapontic.

N'oubliez pas d'effectuer une mèche test afin de vérifier que cette teinte vous convient.

Pour obtenir un châtain cuivré, mélangez 40 grammes d'indigo ou de katam avec 50 grammes de henné naturel et 10 grammes de poudre de soin au choix.

Pour composer votre propre mélange brun, utilisez par exemple 30 grammes de henné, 60 grammes de katam et 10 grammes de sidr avec une infusion de sauge ou de thé noir.

Pour obtenir des reflets aubergine, faites infuser 100 grammes de poudre de campêche dans 200 ml d'eau frémissante. Ajoutez 1 cuillère à soupe de bicarbonate de soude pour obtenir un liquide violine.

Mouillez 100 gr de henné neutre avec votre infusion.

N'oubliez pas de porter des gants pour l'application et de protéger le pourtour du visage.

Vous pouvez remplacer le bois de campêche par 30 grammes de poudre d'hibiscus en infusion salée et 30 grammes de baies de sureau noir en décoction.

Vous préférez les cheveux couleur corbeau ?

Utilisez 70 grammes de katam ou d'indigo, 20 grammes de henné naturel et 10 grammes de poudre de soin.

Si vos cheveux sont blonds clairs ou blancs, la technique en 2 étapes est indispensable.

Les mélanges doivent être personnalisés en fonction de la couleur de base, du pourcentage de cheveux blancs et de leur façon de réagir à la coloration. Avec l'expérience, vous maîtriserez de plus en plus cette palette de couleurs qui s'offre à vous et qui vous confère encore davantage de liberté que les hennés colorés déjà préparés.

Aux États-Unis, le henné se prépare souvent avec un liquide acide afin de permettre un meilleur développement des pigments de celui-ci, à éviter lorsque d'autres poudres tinctoriales entrent en jeu.

9

Application

> ***En une seule application***

Vous avez peu ou pas de cheveux blancs.

Vous avez des cheveux blancs, mais avec une chevelure claire naturelle (blond ou châtain clair)

Vous souhaitez foncer de 2 ou 3 tons maximum.

L'application sur la chevelure se fait en une **seule fois**.

La veille ou avant la coloration faite un shampoing doux, sans silicone, ce qui favorisera la prise des pigments. Certaines marques spécialisées dans la coloration végétale vous proposent des shampoings spécifiques préparant à la pose de la coloration. Ils peuvent déjà contenir du henné neutre.

Il existe plusieurs manières de procéder. Vous pouvez appliquer votre mélange au pinceau, avec les mains ou encore grâce à un flacon applicateur. Pour ce dernier, adaptez la quantité d'eau à ajouter afin d'avoir une texture suffisamment fluide.

L'application se fait sur cheveux secs ou humides. Il est conseillé de protéger la peau du pourtour du visage avec une huile ou une crème grasse tout comme pour une coloration chimique ainsi que de porter des gants. Si malgré tout après rinçage, quelques marques apparaissaient sur la peau, vous pouvez frotter délicatement avec de l'eau mélangée à du jus de citron.

Enfilez un vieux tee-shirt ou protégez vos vêtements à l'aide d'une serviette. Une éclaboussure est vite arrivée !

L'application se fait mèche par mèche, comme pour une coloration « traditionnelle » Vous pouvez délimiter des sections grâce à des pinces que vous relâcherez au fur et à mesure, pour vous faciliter la tâche. Veillez à bien enduire totalement la mèche. Soyez tout particulièrement soigneux au niveau des tempes et des bordures où se concentrent les cheveux blancs.

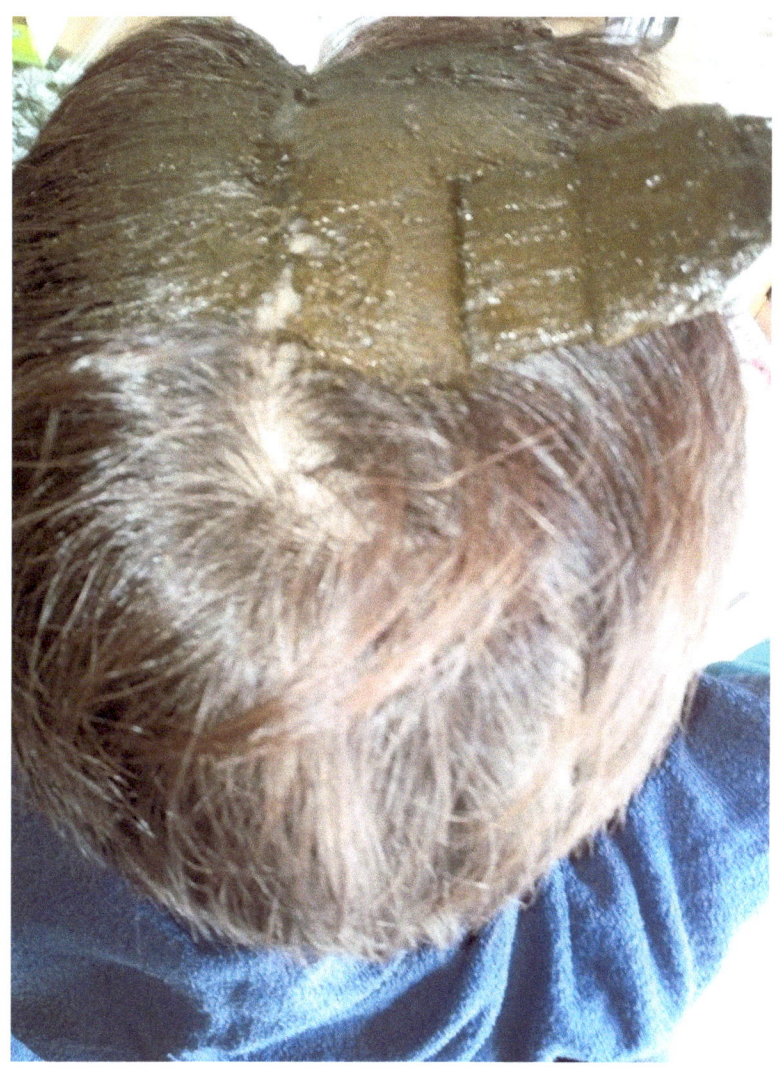

Durant l'application, il est possible que votre coloration sèche, n'hésitez pas à ajouter de l'eau.

Pour les teintes foncées, gardez votre préparation au bain-marie, elles n'en seront que plus belles.

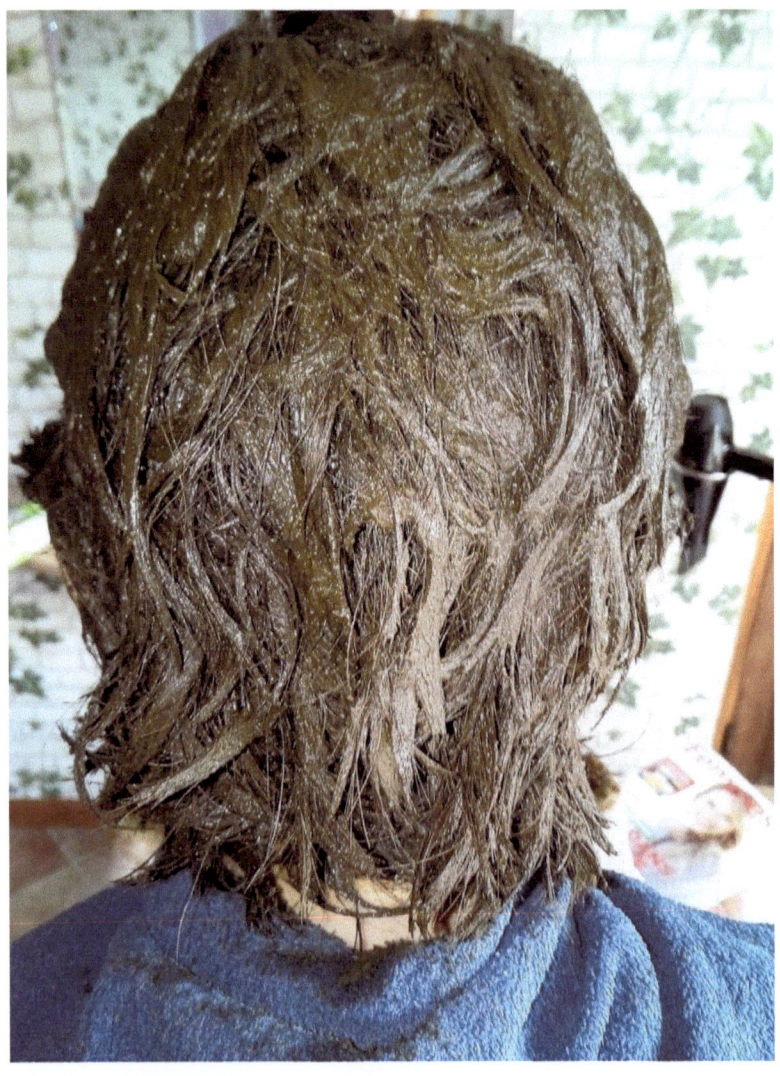

Il est important de couvrir chaque mèche de la racine à la pointe, pour obtenir une coloration homogène. Si vous avez des cheveux longs, enroulez-la sur elle-même et maintenez la avec une pince.

Pour éviter les coulures et conserver une certaine température, enveloppez votre crâne d'un film plastique (film alimentaire) ou d'une charlotte, puis d'une serviette.

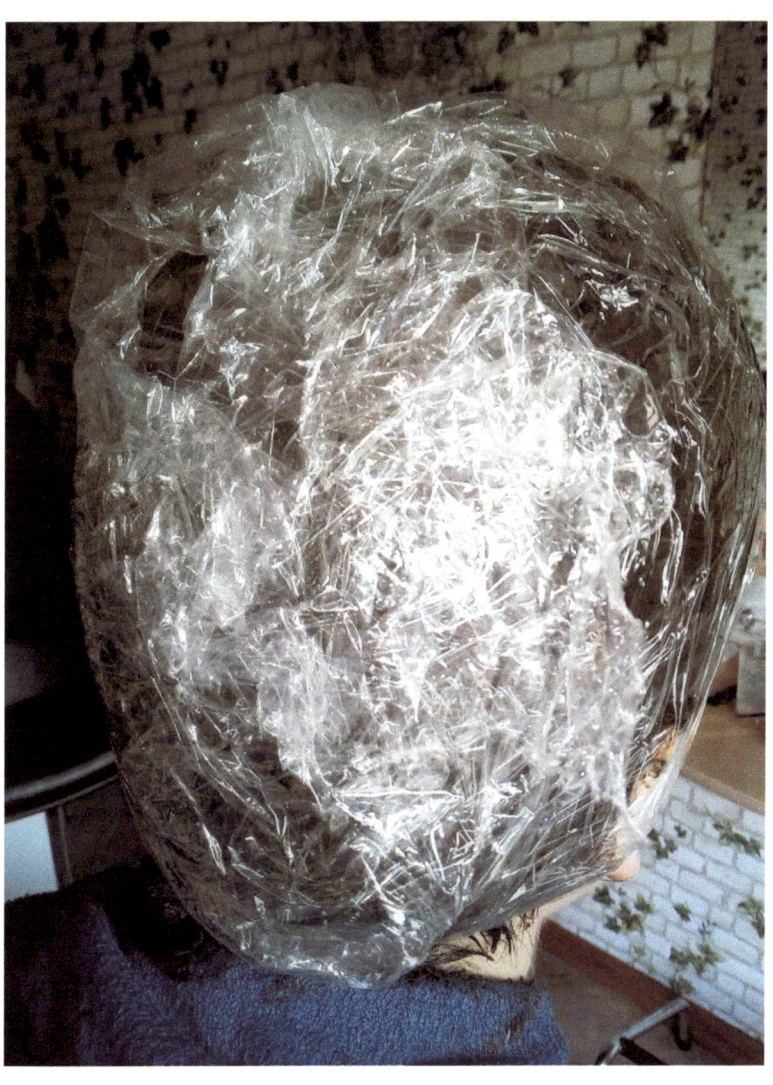

Laissez poser d'une demi-heure à plusieurs heures si vous le souhaitez.

Le rinçage se fait à l'eau chaude avec un dernier rinçage plus froid pour resserrer les écailles du cheveu. Vous pouvez utiliser une noisette de bain crème ou un rinçage au vinaigre par exemple.

Ne vous lavez pas les cheveux. Il faut attendre 3 à 4 jours avant le premier shampoing. En effet, au cours de ce laps de temps, la couleur va s'oxyder et prendre son aspect final. Des cheveux blancs ou trop pâles peuvent encore apparaître après votre rinçage, au cours de la phase d'oxydation, ils fonceront.

Application en deux temps

Vous avez un fort pourcentage de cheveux blancs à couvrir et votre base est foncée.

Vos cheveux sont clairs et vous souhaiteriez les foncer très fortement

La coloration se fait en **deux temps.**

Il est tout à fait possible de l'effectuer en une seule fois pour couvrir vos cheveux blancs en sachant que leur teinte sera plus claire du fait de la transparence de la coloration. La technique en une seule étape permet souvent d'obtenir un effet méché et d'éviter l'effet racine trop flagrant.

Une mèche test vous aidera à faire votre choix.

Étape 1 :

Appliquez un henné naturel (*lawsonia inermis*) : henné d'Égypte, du Yemen, du Rajasthan, du Maroc, de Gabès,... (pur, sans ajout d'une plante tinctoriale autre), sur les racines ou l'entièreté de la chevelure.

Laissez poser au moins une demi-heure sous film alimentaire ou charlotte.

Rincez, ne pas shampouiner !

Les cheveux blancs ou clairs sont devenus orangés. Pas de panique ! C'est tout à fait normal. Ce sont les pigments du lawsonia inermis qui vont permettre la fixation des pigments foncés du katam ou de l'indigo pour obtenir des tons châtain foncé, bruns ou noirs. Ces derniers vont neutraliser les pigments orange et foncer la teinte.

Pour info, le henné d'Égypte et du Maroc sont les plus clairs et les plus cuivrés. Celui du Yemen, de Gabès et du Rajasthan sont plus foncés et offrent davantage de reflets rouges.

Étape 2 :

Appliquez du katam, du brou de noix, de l'indigo, etc. purs ou mélangés avec du henné.

Laissez poser au moins une heure. Si vous souhaitez des reflets plus profonds, une couleur plus intense, n'hésitez pas à prolonger le temps de pose. Cette coloration est un soin, vos cheveux vous en remercieront.

Le rinçage se fait à l'eau chaude avec un dernier rinçage plus froid pour resserrer les écailles du cheveu. Vous pouvez utiliser une noisette de bain crème ou un rinçage au vinaigre par exemple.

Il est préférable de ne pas se laver les cheveux, il faut laisser à votre coloration le temps de s'oxyder et de prendre son aspect définitif. Cette étape est importante surtout si le résultat ne vous paraît pas complètement satisfaisant.

L'évolution est souvent surprenante et ne peut que vous ravir. Certains utilisateurs ne constatent aucun changement et préfèrent effectuer un shampoing immédiatement après la coloration, à vous de voir ce qui vous convient le mieux.

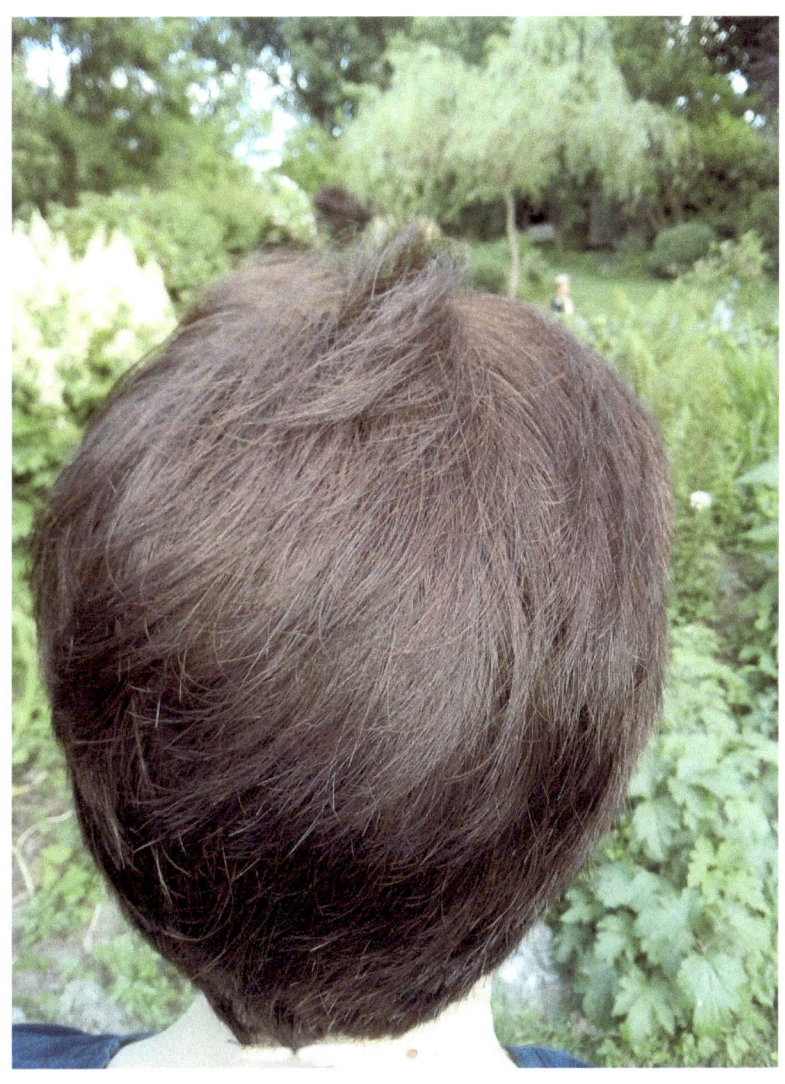

Conservation des poudres et des mélanges

Les poudres tinctoriales se conservent plusieurs années si elles sont stockées au frais, au sec et à l'abri de la lumière.

Les restes de votre coloration peuvent se conserver quelques jours au frigo, et même au congélateur avec toutefois le risque de perdre une partie du pouvoir colorant de certains composants tels que le katam et l'indigo.

10

Entretien de la coloration

Pour préserver votre couleur, évitez les shampoings quotidiens. Les laver tous les 2,3 ou 4 jours est suffisant, d'autant plus que le henné présent dans la coloration végétale régule l'excès de sébum. Vous vous rendrez très vite compte que votre coiffure garde sa tenue bien plus longtemps qu'avant.

Choisissez un shampoing **doux**, **non chimique**, **bio ou certifié** de bonne composition.

Les **poudres lavantes** comme le **bois de Panama**, le **Sidr** ou de **Shikakai** sont d'excellentes alternatives au shampoing traditionnel.

Le **bois de Panama** est particulièrement adapté pour les cheveux regraissant vite, il apporte de la brillance et de l'intensité aux cheveux foncés.

Le **Sidr** soulage les démangeaisons, élimine les pellicules, de plus il évite le dégorgement du katam et de l'indigo.

Le **Shikakai** apporte brillance et force aux cheveux, favorise leur pousse et combat les pellicules.

Il existe des **shampoings renforçateurs de couleur**, entretenant vos reflets, à base de henné.

Vous pouvez répéter ces colorations aussi souvent que vous le souhaitez puisqu'il s'agit avant tout d'un soin. Pour éviter de trop foncer les longueurs, les couches de couleur se superposant, rien ne vous empêche de colorer uniquement les racines une fois sur deux ou remplacez une partie du henné naturel (colorant) par du henné neutre (*Cassia*) ou encore utilisez de temps en temps de la rhubarbe ou du rhapontic.

Vous pouvez également réaliser votre propre shampoing colorant en ajoutant un peu de votre mélange colorant à une base de shampoing neutre, ou confectionner une lotion pour raviver les reflets.

Un après-shampoing permettra d'hydrater et de faire briller vos cheveux ainsi que de bien refermer les écailles de ceux-ci si nécessaire tout en facilitant le démêlage.

De temps en temps, offrez leur un masque hydratant et nourrissant confectionné par vos soins à base d'ingrédients naturels : yaourt, œufs, miel, huiles, huiles essentielles...

Il existe évidemment d'excellents masques bio conçus à cet effet.

11

Quelques recettes et astuces

Masque détoxifiant avant coloration végétale

Mélangez 3 à 5 cuillères à soupe (suivant la longueur de vos cheveux) d'argile blanche, rose ou verte avec 2 à 3 fois le même volume d'eau tiède et 1 ou 2 cuillères d'huile végétale pour éviter de trop les assécher. Bien mélanger. Répartissez sur toute la chevelure, et laissez poser 20 minutes.

L'argile va éliminer tous les résidus de produits chimiques accumulés sur vos cheveux et votre cuir chevelu.

Shampoing au bois de Panama

Le bois de Panama est utilisé depuis longtemps par les Indiens d'Amazonie pour ses propriétés nettoyantes et purifiantes du cuir chevelu.

Placez 3 cuillères à soupe de bois de Panama dans une casserole pour 1 litre d'eau froide. Laissez bouillir 5 minutes, puis infuser un quart d'heure. Filtrez. Votre eau sera naturellement savonneuse.

Frictionnez, puis rincez.

Vos cheveux n'auront jamais été aussi brillants.

Vous pouvez bien sûr y adjoindre des huiles essentielles comme de romarin, de cèdre de l'Atlas, de Bay de St Thomas, de nard, de citron, etc. pour la beauté de vos cheveux, freiner leur chute, lutter contre les pellicules…

Sidr et Shikakai

Le sidr et le Shikakai sont des poudres riches en saponines naturelles. Elles vont nettoyer et purifier votre cuir chevelu en douceur. À utiliser seul ou en synergie avec d'autres poudres de soin, des huiles essentielles, du ghassoul, etc.

Mélangez de 15 à 40 grammes de poudre suivant la longueur avec le double de ce volume d'eau afin d'obtenir une pâte. Appliquez sur la chevelure, frottez comme s'il s'agissait d'un shampoing normal et rincez soigneusement.

Il existe d'autres poudres et plantes lavantes comme la saponaire, le reetha, la farine de pois chiche, la racine de yucca, la poudre d'iris ou de pivoine, etc.

Rinçage au vinaigre

Une manière simple de démêler les cheveux et de leur conférer de la brillance est d'effectuer un rinçage au vinaigre.

Mélangez 200 ml d'eau avec 50 ml de vinaigre de cidre dans lequel vous aurez au préalable fait macérer au moins durant quinze jours des écorces d'agrume ou de la lavande par exemple. N'utilisez des fruits ou des fleurs non traités afin d'éviter de contaminer votre lotion avec des pesticides ou des produits chimiques.

À utiliser en particulier sur les pointes des cheveux lavés, rincés et essorés, et à laisser sécher sans autre rinçage.

Soin nutritif

Mélangez 2 cuillères à soupe d'huile d'avocat et autant d'huile de coco avec une cuillère à soupe de beurre de mangue. Ajouter de 2 gouttes d'huile essentielle d'ylang-ylang.

Appliquez une fois par semaine sur la chevelure et laissez poser au moins un quart d'heure avant de réaliser votre shampoing.

Rien ne vous empêche d'en fabriquer en plus grande quantité, il vous suffira d'ajouter de la vitamine E qui non seulement sera un plus au niveau des soins apportés aux cheveux, mais également un excellent conservateur.

Après shampoing à l'avoine

Versez 5 cuillères à soupe de flocons d'avoine dans 500 ml d'eau à ébullition. Laissez cuire à lent pendant une dizaine de minutes en remuant régulièrement. Filtrez dans une passoire ou un chinois. Versez la crème obtenue dans un récipient et laissez reposer au frigo durant une demi-heure.

Ajoutez 10 gouttes d'huile essentielle d'ylang-ylang, 10 gouttes d'huile essentielle de lavande, 1/2 cuillère à café d'huile de coco ou de macadamia et une capsule de vitamine E pour la conservation.

Votre après-shampoing est prêt. Vous pouvez encore le personnaliser suivant votre couleur de cheveux :

S'ils sont blonds rajoutez 2 cuillères à soupe de camomille séchée ou de rhapontic.

S'ils sont roux, 2 cuillères à soupe de gingembre ou de cannelle par exemple.

Pour les cheveux châtains à noirs, du romarin, du brou de noix ou de l'écorce de châtaignier.

Lotion de rinçage pour raviver les reflets

Faites macérer ou infuser de la poudre de garance, du brou de noix, du rhapontic, etc, puis filtrez. À utiliser en eau de rinçage après shampoing.

Baume coiffant à l'aloe vera

Mélangez 1 noisette de gel d'aloe vera à la même quantité d'huile végétale de noix de coco et de beurre de karité. Appliquez sur cheveux essorés.

Le gel d'aloe vera permet de retenir l'eau au sein de la fibre capillaire. Si vos cheveux sont secs, utilisez une noisette de gel pur que vous répartissez sur les longueurs après le shampoing et laissez sécher sans rincer.

Ce gel pur peut également servir de gel de fixation qui s'en ira au brossage.

Lotion éclaircissante à la camomille

La camomille peut être utilisée en infusion ou en décoction afin d'éclaircir naturellement votre chevelure.

Infusion : versez de l'eau bouillante sur des fleurs séchées. Laissez infuser pendant dix minutes, puis filtre.

Décoction : portez durant vingt minutes les fleurs séchées avec de l'eau. Filtrez, laissez refroidir.

Placez votre lotion dans un vapo et utilisez-la quotidiennement.

Votre mélange colorant est trop liquide

Vous pouvez l'homogénéiser en y ajoutant de la gomme de guar qui est un épaississant naturel qui vous permettra de trouver l'onctuosité idéale pour l'application.

Pour faire dégorger ou éclaircir une coloration végétale

Mélangez la quantité nécessaire d'argile verte avec du lait de coco pour obtenir une pâte. Appliquez sur votre chevelure et laissez poser de 30 minutes à 1 heure. Faites un shampoing.

L'opération est à recommencer jusqu'à obtention du résultat souhaité.

Le même mélange peut être utilisé afin de réaliser des mèches.

Table des matières

Introduction 9
1 La coloration végétale, une nouveauté ? 15
2 Qu'est-ce que la coloration végétale 17
3 Différences entre coloration chimique et coloration végétale 19
4 Stop aux idées reçues ! 21
5 Plantes utilisées dans les colorations végétales 27
      Henné 28
      Les plantes tinctoriales 30
      Plantes et produits naturels non colorants 36

6 Préparation à la coloration végétale 39
7 Quelle coloration végétale choisir ? 43
8 Préparation de la coloration végétale 47
9 Application 53
      En une seule fois 53
      Application en 2 temps 58

10 Entretien de la coloration 63
11 Quelques recettes et astuces 67

Table des matières 73

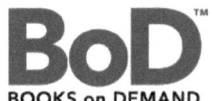